FACULTÉ DE MÉDECINE ET DE PHARMACIE DE LILLE

Année Scolaire 1912-1913

THÈSE

N° 40

POUR

LE DOCTORAT DE L'UNIVERSITÉ DE LILLE

(Mention Pharmacie)

Présentée et soutenue le Mardi 17 Décembre 1912, à 6 heures

PAR

M. VIVIEZ (Charles-Jules)

Né le 30 Mai 1870, à Heuchin (Pas-de-Calais)

PRÉSENTATION D'UN APPAREIL

DESTINÉ A LA DÉTERMINATION CLINIQUE

DU CHIMISME RESPIRATOIRE

Le Candidat répondra, en outre, aux questions qui lui seront adressées sur les différentes parties de l'enseignement pharmaceutique

Président de la Thèse : M. LESCOEUR.

Suffragants : MM. WERTHEIMER. DOUMER. DUBOIS.

LILLE

E. DUFRÉNOY, ÉDITEUR

10, Rue Jean-Bart, 10

1912

PRÉSENTATION D'UN APPAREIL

DESTINÉ A LA DÉTERMINATION CLINIQUE DU CHIMISME RESPIRATOIRE

LILLE
E. DUFRÉNOY, Éditeur
10, Rue Jean-Bart, 10

1912

A MON ÉPOUSE

A MON PÈRE, A MA MÈRE

Témoignage d'affection.

A FEU MON BEAU-PÈRE

A MA BELLE-MÈRE

A MES FRÈRES, A MON BEAU-FRÈRE

A MES BELLES-SŒURS

A MES ONCLES ET TANTES

A MES NEVEUX ET NIÈCES

A MES PARENTS ET A MES AMIS

A MONSIEUR LESCŒUR
Professeur de chimie et toxicologie

Modeste témoignage d'une reconnaissance qui date de vingt ans.

AVERTISSEMENT DE L'AUTEUR

Je suis un praticien. Mes occupations professionnelles consistent principalement à construire et à réparer les appareils médicaux ou scientifiques. Ayant à trouver un sujet original de travail, j'ai été naturellement conduit à le choisir dans le domaine que j'exploite chaque jour.

Une première série de recherches *sur les matières premières employées dans la prothèse médicale et orthopédique* a rencontré des difficultés imprévues; j'ai dû les abandonner.

Monsieur le professeur Lescœur m'ayant signalé l'intérêt qu'il y aurait pour les médecins à posséder sur le « chimisme respiratoire » une documentation critique, faite surtout au point de vue de l'instrumentation et de la clinique, j'ai réuni sur ce sujet les divers renseignements que j'ai pu trouver dans la littérature scientifique et les catalogues de constructeurs médicaux.

Le résultat de ces études et comparaisons a été l'établissement d'un appareil, que j'ai l'honneur de soumettre à l'appréciation de mes Maîtres.

La présentation de cet appareil, sa description détaillée, les particularités motivées de son fonctionnement constitueront le chapitre II de cette rédaction, le but essentiel de mes efforts.

Je l'ai fait précéder d'un premier chapitre contenant la critique des appareils et méthodes antérieures et suivre d'un troisième chapitre, contenant, à titre d'application ou d'exemple, un certain nombre de déterminations cliniques.

Je remercie tous mes maîtres de la complaisance avec laquelle ils ont facilité mon travail et tout particulièrement Monsieur Lescœur qui n'a cessé de me prodiguer ses encouragements et ses conseils.

Je prie également M. le docteur Léon Lescœur, d'agréer mes remerciements pour son aide et son amabilité constante, durant mon passage au laboratoire de chimie.

CHAPITRE PREMIER

LE CHIMISME RESPIRATOIRE. HISTORIQUE ET APPAREILS

1° **Lavoisier**. — La question du « chimisme respiratoire » date de LAVOISIER; sans doute, avant lui, l'acide carbonique, l'oxygène étaient déjà connus (VAN HELMOND, PRIESTLEY). On soupçonnait déjà l'identité des phénomènes respiratoires avec ceux de la combustion du charbon (Jean MAYON, 1662). Mais toutes nos connaissances précises sur ce sujet remontent aux travaux de LAVOISIER. Celui-ci publia en 1777 un premier mémoire sur *La respiration des animaux et les changements qui arrivent à l'air en passant par leurs poumons*, qui peut être considéré comme l'origine de tout ce qui a été écrit sur le sujet. Il est d'ailleurs plusieurs fois revenu sur cette question, notamment en 1780, 1785 et en 1790.

C'est aussi dans ces travaux qu'il faut chercher les origines de l'instrumentation du chimisme respiratoire.

La technique de ce grand savant était fort rudimentaire. L'appareil se composait simplement d'une cloche sur le mercure. *Pour déterminer les altérations que la respiration des animaux occasionne à l'air pur, nous avons rempli, de ce gaz, la cloche* B *de l'appareil précédent* (cloche sur le mercure) *et nous y avons introduit différents cochons d'Inde* (1)... *Pour introduire l'animal sous la cloche, nous l'avons fait passer à travers le mercure; nous l'en avons retiré de la même façon.*

Cette disposition laisse à désirer au point de vue du sujet soumis à l'expérience. Elle est également vicieuse quant à l'exactitude des résultats.

En introduisant l'animal, en le retirant de dessous la cloche, nous avons observé que l'air extérieur pénétrait un peu dans l'intérieur le long du corps de l'animal, quoique plongé en partie dans le mercure; ce fluide ne s'applique pas assez exactement contre la surface des poils et de la peau pour empêcher toute communication entre l'air extérieur et l'air intérieur de la cloche; ainsi l'air doit paraître moins diminué par la respiration qu'il ne l'est en effet.

Avec une instrumentation aussi rudimentaire, Lavoisier vit que le volume d'acide carbonique dégagé est un peu moindre que le volume d'oxygène absorbé.

2º **Regnault et Reiset**. — La méthode de Regnault et Reiset marque une deuxième étape dans l'étude

(1) Mémoires sur la chaleur par MM. Lavoisier et de Laplace. *Mémoires de l'Académie des Sciences*, année 1780, p. 355.

des phénomènes chimiques de la respiration (1). Ces travaux sont devenus classiques. Les petits animaux étaient introduits dans une cloche de verre mastiquée hermétiquement sur un disque. Un système ingénieux forçait le contenu gazeux de la cloche à circuler dans des pipettes contenant une solution de potasse, qui le dépouillait de son acide carbonique. Le vide produit par l'absorption de ce gaz était comblé par une rentrée équivalente du gaz oxygène.

L'appareil de REGNAULT et REISET (1849) ne s'appliquait guère qu'aux animaux. HOPE-SEYLER en construisit un dérivé spécialement adapté à des expériences sur l'homme. Le sujet prend place dans une chambre respiratoire qui ressemble extérieurement à une chaudière de machine à vapeur. Les pompes des moteurs actionnent la circulation du gaz, etc. Il suffit de jeter un coup d'œil dans les traités de physiologie pour juger de l'extrême complication de l'appareil et de l'élévation de son prix de revient.

Cette méthode fournit des résultats analytiques fort exacts. Elle a notamment permis de montrer l'existence habituelle dans l'air expiré d'un léger excès d'azote formé dans le corps et provenant sans doute de la destruction des albuminoïdes.

3° **Procédés où l'on établit une ventilation d'air.** — 1. Cette méthode avait été employée d'abord par

(1) REGNAULT et REISET. — Recherches sur la respiration des animaux. *Annales de chimie et de physique* (3), t. XXVI, p. 229, 1849.

Lavoisier et de Laplace (Mémoire sur la chaleur, par MM. Lavoisier et de Laplace. Mémoires de l'Académie des Sciences, année 1780, p. 355). *Nous avons ensuite déterminé la quantité d'air fixe (acide carbonique) produit par un cochon d'Inde lorsqu'il respire l'air même de l'atmosphère. Pour cela, nous en avons mis un dans un bocal à travers lequel nous avons établi un courant d'air atmosphérique. L'air comprimé dans un appareil, fort commode pour cet objet, entrait dans un bocal par un tube de terre et en sortait par un second tube recourbé dont la partie concave plongeait dans le mercure et dont l'extrémité inférieure aboutissait dans un flacon rempli d'alcali caustique, il en sortait ensuite par un troisième tube qui lui-même communiquait avec l'atmosphère L'air fixe formé par l'animal dans l'intérieur de la cloche était retenu en grande partie par l'alcali caustique du premier flacon et celui qui échappait à cette combinaison était absorbé par l'alcali du second flacon; l'augmentation du poids des flacons nous faisait connaître le poids de l'air fixe qui s'y était combiné......*

Si les vapeurs de la respiration emportées par le courant d'air se fussent déposées dans les flacons, l'augmentation du poids de l'alcali caustique n'aurait pas donné la quantité d'air fixe produite par l'animal; c'est pour obvier à cet inconvénient que nous avons employé un tube recourbé dont la partie concave plongeait dans le mercure. Ces vapeurs de la respiration se condensaient contre les parois de cette partie du tube et se ressemblaient dans sa concavité, en sorte qu'à son entrée dans le premier flacon, l'air n'en était pas sensiblement chargé, car la transparence de la partie du tube qui descendait dans le flacon n'a point été altérée.

2. SCHARLING, PETTENKOFER. — SCHARLING (1) a construit un appareil applicable à l'homme. *Il consiste en une grande caisse en bois de 1 mètre cube de capacité environ... La partie inférieure était munie d'un orifice communiquant avec une ampoule de* LIEBIG *destinée à dépouiller d'acide carbonique l'air à son entrée.... La partie supérieure de la caisse était percée de deux ouvertures destinées à livrer passage au gaz à sa sortie....* Mais en sortant, le gaz passait :

1° Dans un flacon contenant de l'acide sulfurique destiné à arrêter toute humidité;

2° Dans deux flacons placés à la suite l'un de l'autre et contenant une lessive concentrée de potasse. A la fin de l'expérience, la proportion d'acide carbonique fixée par les appareils à potasse, était déterminée par une simple pesée.

Cet appareil paraît aujourd'hui bien primitif et la technique un peu rudimentaire. Lorsque l'aspiration produite par le système à écoulement d'eau était un peu forte, le robinet mal réglé : *la pression s'exerçait déjà d'une manière si prononcée sur les parois de la caisse, qu'au premier moment on entendait un craquement.*

(1) SCHARLING. — Recherche de la quantité d'acide carbonique expiré par l'homme dans les 24 heures, *Annales de chimie et de physique* (3), T. VIII, page 478.

L'auteur remarque que la composition de l'air n'est pas dans l'intérieur de la caisse, aussi uniforme qu'il eût été souhaitable, *sauf pourtant le cas où la personne en expérience avait soin d'agiter l'air avec un plumeau.... Dans la plupart des expériences, la personne séjournait environ une heure dans la caisse, quelquefois une heure et demie, mais souvent aussi trente et quarante minutes seulement.*

Enfin, malgré tout ce que SCHARLING pouvait faire pour rendre le séjour de sa caisse confortable et attrayant, il note souvent une anxiété très grande dans les premiers moments de la réclusion et il a quelquefois la contrariété d'être obligé de suspendre l'expérience, le sujet se refusant à continuer.

3. PETTENKOFER a beaucoup perfectionné le dispositif de SCHARLING. Le sujet est enfermé dans une petite chambre, ou caisse en tôle. Un courant d'air destiné à assurer la respiration est fourni par une pompe. Le volume de l'air est compté exactement à la sortie et à l'entrée. L'analyse est également faite à l'entrée de sorte que l'on établit une comptabilité exacte d'où résulte l'oxygène absorbé, l'acide carbonique et la vapeur d'eau dégagée.

Cet appareil permet de faire respirer au sujet un air constamment renouvelé; il a été employé non seulement pour les animaux, mais aussi sur l'homme. L'expérience peut être prolongée pendant fort longtemps.

L'appareil est complété par des méthodes analytiques perfectionnées, notamment pour le dosage de l'acide carbonique qui se fait par l'eau de baryte, suivant un procédé actuellement classique. Mais au lieu de doser l'acide carbonique, comme SCHARLING, dans la totalité de l'air expiré, on n'opère que sur une partie du mélange.

Ces travaux, les plus considérables qui aient été exécutés sur le chimisme respiratoire, ont eu pour unique préoccupation la rigueur des résultats scientifiques. La complication des appareils, le temps consacré aux expériences ne comptaient pas pour les opérateurs. En fait, c'est par ces moyens qu'ont été fixées les bases physiologiques du chimisme respiratoire.

Dans ces méthodes, on isole complètement le sujet dans un milieu fermé, et l'on recueille, à la fin de l'expérience, les produits de la respiration pulmonaire et ceux de la perspiration cutanée. Il est nécessaire que tout le corps du sujet soit dans un espace clos ou *chambre respiratoire.*

Chambre respiratoire. — Nous avons vu que cet appareil rudimentaire, dans les expériences de LAVOISIER, a pris successivement des dimensions de plus en plus fortes. Actuellement, c'est un véritable immeuble, il suffit pour en être convaincu de se reporter aux expériences de PETTENKOFER. Ses dimensions suffiraient à l'exclure de la pratique; la complication des analyses, qui se sont corrélativement développées, ajoutent aux difficultés de la méthode.

Nous ne citons donc cet appareil que pour en signaler la contrindication absolue.

Masque respiratoire. — On peut heureusement considérablement modifier le matériel. Au lieu d'enfermer l'individu dans une chambre de façon à l'isoler entièrement du milieu ambiant, on peut distraire seulement la fonction respiratoire.

A cet effet : la face, ou plus simplement la bouche et les narines, sont garnies d'un appareil dit *masque respiratoire.* Les gaz nécessaires à la respiration y sont amenés par un tube en caoutchouc; les gaz, produits de la respiration, sont recueillis par un autre tube de même nature. Un système de soupapes sépare les uns des autres et permet de les mesurer et de les analyser.

La première mention que nous trouvons de cet appareil remonte aux recherches d'ANDRAL et GAVARRET (1).

Cet appareil se compose d'un masque imperméable de cuir. *Les bords du masque sont munis d'un bourrelet en caoutchouc destiné à exercer une douce pression sur les parties vivantes et à s'opposer à toute perte de gaz expiré.*

L'air expiré peut pénétrer librement dans le masque par un tube, *mais de très légères soupapes, placées dans ce tube, s'opposent à ce que l'air expiré puisse s'échapper par cette voie.* En face de la bouche se trouve une ouverture O, par laquelle l'air expiré est entraîné. On provoque, en effet, un appel d'air à travers le masque et voici comment :

L'ouverture O *étant mise en communication au moyen d'un tube de caoutchouc avec un système de ballons collecteurs, d'une capacité de 140 litres, dans lesquels le vide a été préalablement pratiqué. Le masque est solidement fixé sur la face du sujet en observation. Alors on ouvre le robinet* B, *le tirage dans le ballon détermine par le tube* TV' *un courant d'air extérieur à travers le masque.*

En procédant ainsi ANDRAL et GAVARRET recueillaient à chaque expérience à peu près constamment 130 litres de gaz et l'opération durait de 8 à 13 minutes chaque fois.

Mais ce n'est là que le premier temps de l'opération : la récolte du

(1) ANDRAL et GAVARRET. — *Annales de chimie et de physique* (3), T. VIII, p. 129, 1843. Recherches sur la quantité d'acide carbonique exhalée par le poumon dans l'espèce humaine.

gaz. On prend maintenant la température et la pression et on fait les corrections pour avoir le volume à 0° et à 760 mm.

Pour déterminer l'acide carbonique contenu dans le gaz recueilli, les auteurs emploient une technique semblable à celle de DUMAS et BOUSSINGAULT, aspiration du gaz à travers du tube à acide sulfurique qui s'empare de l'humidité; puis à travers des tubes à potasse qui absorbent l'acide carbonique, etc.

L'opération devait durer de douze à quinze heures.

L'on peut faire de sérieux reproches à la méthode d'ANDRAL et GAVARRET. Par suite de l'appel continu, provoqué à travers la soupape du masque, par les ballons collecteurs dans lesquels est provoqué le vide, ceux-ci reçoivent une certaine quantité d'air qui ne vient pas des poumons, mais directement de l'atmosphère par les fissures et joints du masque. Le dosage, dans l'air recueilli, de l'oxygène, de l'azote et même de l'acide carbonique, ne peut signifier grand chose d'exact.

Le principe des appareils actuels, masques respiratoires, spiromètres, etc., n'a pas changé, mais la construction en a été perfectionnée.

§ 1. Les premiers masques respiratoires étaient constitués par une pièce emboutie en métal, épousant, aussi étroitement que possible, les reliefs de la figure.

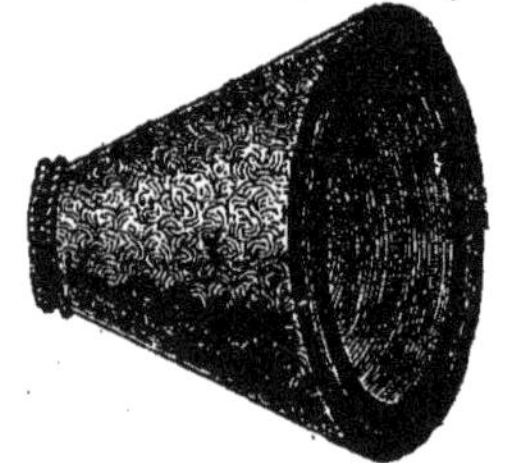

Fig. 1.

§ 2. On a construit, ensuite, des masques également en métal, mais les joints avec la face se trouvaient comblés par un coussin en caoutchouc plein, fixé sur leurs bords. Les premiers appareils de cette espèce avaient simplement la forme d'un entonnoir, ce qui dénotait une adaptation plutôt difficile (fig. 1).

§ 3. La figure 2 a un cornet également métallique, mais un coussin de catoutchouc gonflable; seulement la forme ovale de l'ouverture concourt à une étanchéité plus facile à obtenir que dans le précédent modèle.

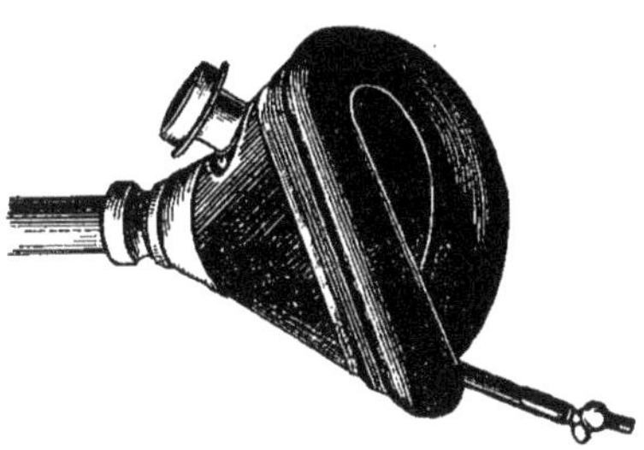
Fig. 2.

§ 4. La maison Collin, de Paris, fit faire, en son temps, un progrès sensible aux précédents masques respiratoires. Toujours en vue d'une adaptation plus parfaite sur le visage, la moitié du cornet métallique opposée au sommet du cône était en feuille anglaise bordée d'un coussin gonflable (fig. 3).

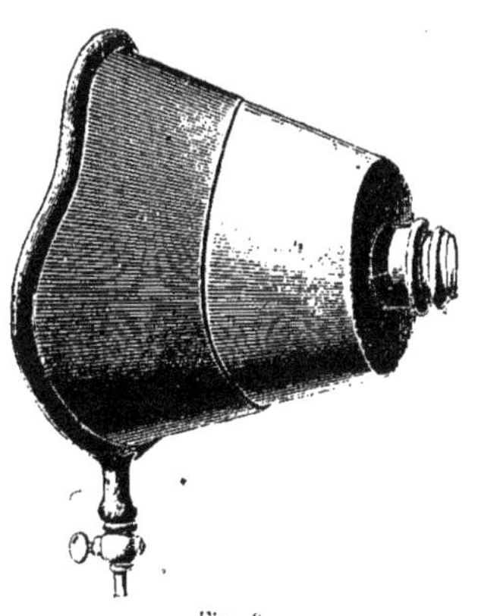
Fig. 3.

§ 5. Entre temps, l'ébonite fut essayée avec découpure faciale la plus exacte possible à un modèle idéal qui ne pouvaient cependant correspondre à tant d'angles divers trouvés sur les visages des patients.

Ces masques d'origine allemande, presque seul pays où l'on travaille le caoutchouc durci, gagnaient certainement en légèreté, mais étaient d'une étanchéité douteuse (fig. 4).

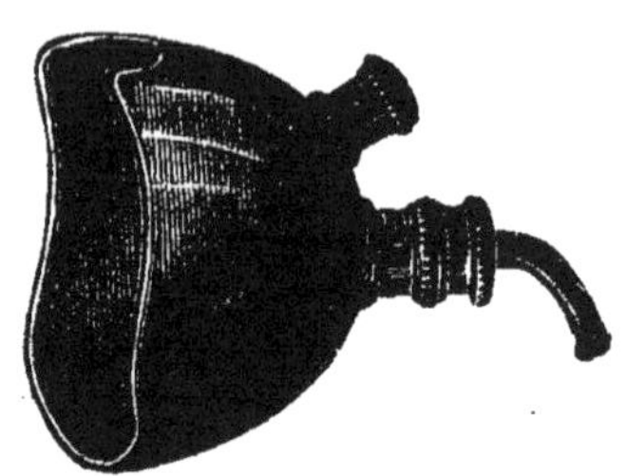
Fig. 4.

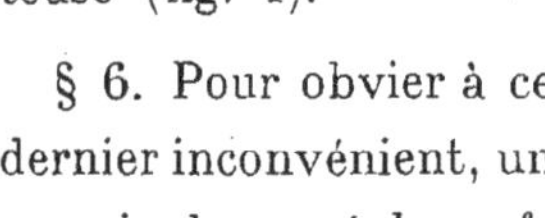

§ 6. Pour obvier à ce dernier inconvénient, un coussin de caoutchouc fut proposé. Cette modification heureuse, au sens de l'adaptation, n'enleva pas à ce nouveau masque

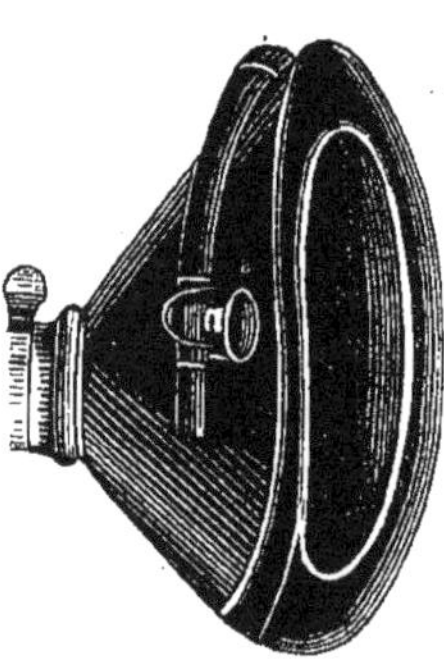
Fig. 5.

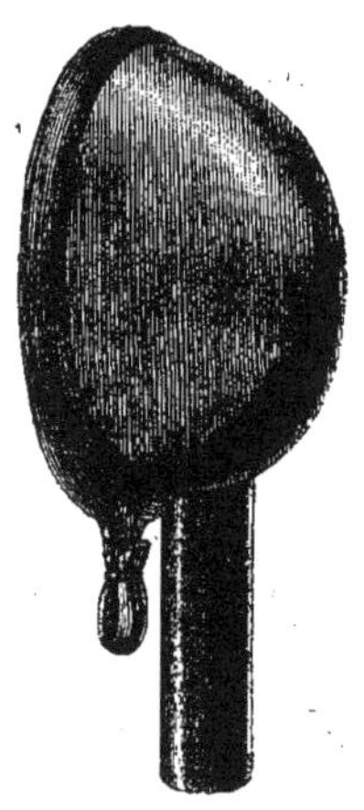
Fig. 6.

l'impossibilité de la stérilisation et la fragilité inhérente à sa matière première (fig. 5).

§ 7. HAUSSEMANN père, caoutchoutier à Paris, est l'un des premiers qui songea à employer la feuille anglaise pour les masques respiratoires. Cette matière rendait l'appareil souple adhérent susceptible de stérilisation à l'eau bouillie ou à l'étuve. Cependant, vu sa forme, malgré son coussin gonflable, à cause de sa souplesse surtout, des fuites étaient à craindre au moment de l'usage (fig. 6).

§ 8. Les Allemands plagiaires s'empressèrent de modifier la forme rudimentaire du § 7 et en donnèrent une autre plus adéquate aux narines et à la bouche. Leur feuille, cuite au sulfure de carbone, donna un appareil plus rigide et partant plus pratique (fig. 7).

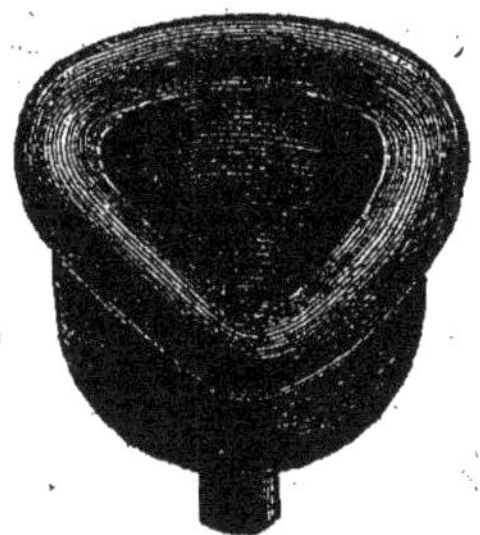

Fig. 7.

§ 9. Cependant, en s'inspirant des mêmes principes, et en restant plus sobre dans les détails des parois, on parvint à produire un appareil qui approchait de la perfection comme souplesse et adhérence; forme esthétique et possibilité de stérilisation (fig. 8).

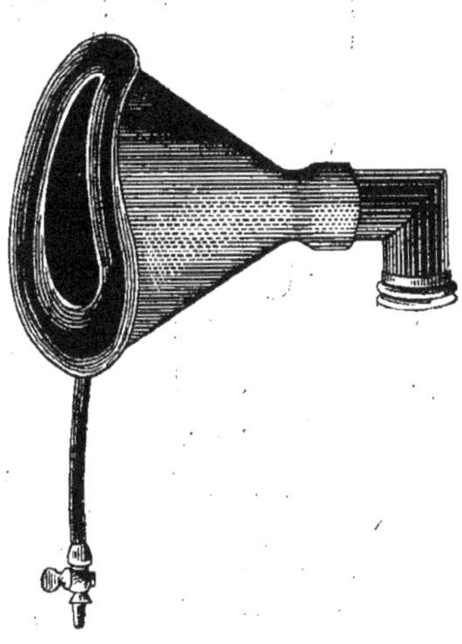

Fig. 8.

§ 10. Les appareils les plus simples sont les meilleurs. Le docteur Ricard pour son appareil à chloroforme conserva la forme déjà parfaite du § 9 tout en supprimant le coussin gonflable, jugé depuis longtemps indispensable. Il obtint dès lors un simple cornet assez ample en feuille anglaise épaisse, dont les faces intérieures vinrent s'appliquer sur le visage. Un petit encadrement métallique servit à fixer le nouvel appareil sur le visage grâce à un fil élastique passant derrière la nuque (fig. 9).

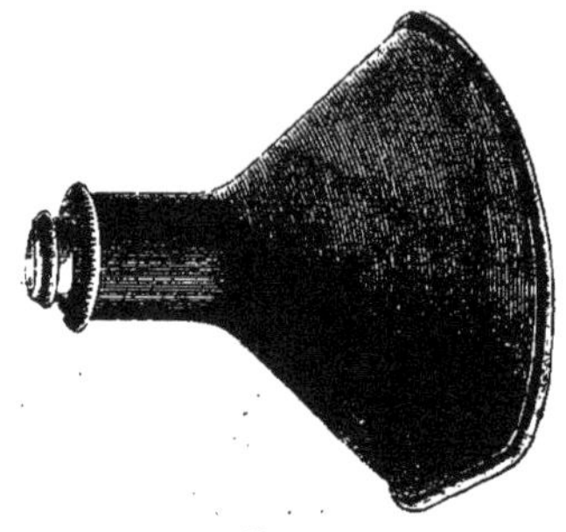

Fig. 9.

Le masque respiratoire, au complet, se compose actuellement.

1° D'une embouchure en caoutchouc souple embrassant seulement la bouche et les narines et permettant par simple pression modérée d'isoler complètement la fonction respiratoire.

2° De deux tubes en caoutchouc souple permettant l'arrivée et le départ des gaz de la respiration.

3° De deux soupapes placées à l'origine des tubes en caoutchouc, agissant en sens inverse l'une de l'autre; la première pour empêcher l'air après aspiration de refluer par le tube d'arrivée; la seconde pour prévenir l'aspiration de l'air expiré. Naturellement ces deux pièces sont d'un travail très soigné. Elles sont en métal inoxydable : maillechort ou aluminium.

On voit facilement les avantages de cet appareil au point de vue clinique; il y a aussi des inconvénients.

Inconvénients du masque respiratoire. — 1° *Un premier désavantage est la gêne que l'emploi de cet instrument apporte à la respiration du sujet* : L'obstacle effectif apporté à la circulation des gaz doit être très faible et tend à disparaître en employant un appareil bien construit.

Il y a de plus, un sentiment d'appréhension instructive de l'organisme, dont l'effet est de modifier plus ou moins le rythme respiratoire. Le constructeur ne peut rien contre cet effet qui est une pure suggestion.

Ce sentiment se produit d'ailleurs également chez l'homme qu'on enferme dans une caisse bien que sa respiration se trouve parfaitement assurée.

2° *Etanchéité du masque avec la face, et dans le fonctionnement des soupapes, non absolument complète.* Il est difficile d'obtenir une jonction parfaite entre le masque et la surface du visage, surtout dans une partic du corps aussi mouvementée que celle qu'il s'agit de limiter. Les soupapes ne peuvent être absolument étanches ; mais ce sont là des détails de construction. Un bon ouvrier rendra ces inconvénients à peu près négligeables.

3° *Espace nuisible.* L'objection la plus sérieuse est la formation, par le présent appareil, en avant de la bouche et du nez entre les soupapes et l'organe respiratoire, d'un espace fermé dans lequel séjourne l'air, aussi bien celui qui est *inspiré*, qui demeure ainsi sans atteindre le poumon que l'air *expiré* qui rentre une seconde fois dans le poumon sans atteindre l'analyseur. Cette objection s'applique non seulement à l'appareil, mais à la méthode elle-même.

L'indication est très nette en ce qui concerne le constructeur : *il doit rendre l'espace nuisible aussi petit que possible.*

Enregistrement automatique des volumes et de la composition chimique. — La mesure des volumes gazeux au moyen de gazomètres est pénible, demande beaucoup de soins et exige de nombreuses corrections. Les compteurs à gaz offrent un moyen commode de faire automatiquement la même détermination. Ce procédé a déjà été largement mis en usage par PETTENKOFER et VOIT dans leurs travaux.

Actuellement on tend à faire exécuter par des compteurs à gaz, non seulement la mesure des volumes gazeux, mais même les analyses.

HANRIOT et Charles RICHET (1) 1886, font respirer le sujet au moyen d'un masque respiratoire muni de valvules. Le volume d'air inspiré, privé du gaz acide carbonique et saturé de vapeur d'eau A est mesuré au moyen d'un compteur. Il en est de même de l'air expiré, qui est déterminé par le passage dans deux compteurs à gaz avant et après absorption du gaz carbonique par la potasse B et C.

Le volume B-C représente l'acide carbonique fourni par la respiration. Le volume A-C représente l'oxygène absorbé.

(1) HANRIOT et Ch. RICHET. — *Compte rendu de la Société de Biologie*, décembre 1886.

Cette méthode élégante semble pratique et pourrait, sans doute, avec peu de modifications devenir clinique. Mais il faudrait se rendre compte de son degré d'exactitude.

Les compteurs à gaz sont un moyen de mesure du volume des gaz dont nous ignorons l'approximation. Il faudrait d'abord étudier la construction de ces instruments et se rendre compte de la rigueur des indications qu'ils fournissent.

Est-il possible de posséder trois compteurs, *c'est le nombre de ces instruments qu'il faudrait posséder pour les déterminations que nous avons en vue*, lesquels juxtaposés et traversés par le même volume gazeux inscriraient toujours et identiquement le même résultat. S'il n'en est pas ainsi rigoureusement, les différences marquées, comptées en acide carbonique et en oxygène, n'auraient aucun rapport avec les données.

Enfin des compteurs parfaits, s'il en existe, seraient d'un prix très élevé et constitueraient une solution pas trop dispendieuse du problème dont nous envisageons l'étude.

CHAPITRE II

APPAREIL DE L'AUTEUR

Les considérations qui précèdent montrent clairement la direction à suivre, si l'on veut faire du chimisme respiratoire une donnée clinique.

Une première indication est de réduire le problème à sa plus simple expression, d'élaguer de la question tout ce qui n'a pas un intérêt médical immédiat. Ainsi, la composition chimique de l'air est sensiblement invariable. Aucune utilité n'existe à doser l'eau ou l'acide carbonique qui se trouvent dans l'air inspiré.

La détermination du volume de l'air inspiré dans un temps donné et surtout sa comparaison au volume de l'air expiré dans le même temps sont des problèmes de physiologie, mais ne nous intéressent pas. On sait que ces volumes sont peu différents de l'un de l'autre. En admettant qu'ils se confondent, on s'écartera peu de la réalité.

Il est au contraire de toute importance de mesurer dans l'air expiré la quantité d'acide carbonique contenu et le volume d'oxygène disparu.

La conséquence pratique est qu'il *suffit pour la*

clinique de recueillir un certain volume de l'air expiré et d'y déterminer l'oxygène disparu et l'acide carbonique produit. Le problème clinique, on le voit, se trouve donc fortement simplifié. Il se subdivise en :

1° Récolte de l'air expiré;

2° Son analyse.

§ 1. — RÉCOLTE DE L'AIR EXPIRÉ

1° Masque respiratoire. — Un appareil s'impose, c'est le masque respiratoire. Nous avons dit dans le chapitre premier les avantages et les défauts de ces appareils, nous ne reviendrons pas sur ces considérations. L'instrument que nous avons adopté présente les conditions suivantes :

a) *Etanchéité des joints.* — Nous nous sommes étendus largement dans le précédent chapitre sur cette question qui a une importance très grande et qui est générale à tous les masques employés tant en médecine que dans l'industrie. Le masque du paragraphe 9 avec son encadrement métallique paraît le plus propre à assurer une étanchéité parfaite entre le visage et l'appareil lui-même.

b) *Ajustage des soupapes.* — Le jeu des soupapes doit être aussi parfait que possible, les parties de l'instrument doivent être l'objet d'un travail très soigné. Valves larges et d'un certain poids; l'aluminium, en effet, métal extra-léger avait attiré notre attention, sa légèreté même rend à un moment donné sa fermeture moins exacte. Le maillechort, métal inoxydable, plus lourd, marque mieux les temps d'ouverture et de fermeture complète.

c) *Réduction à son minimum de l'espace nuisible.* — Les conditions ci-dessus sont communes à tous les masques respiratoires. Elles sont remplies par tous les masques destinés à la chloroformisation ou à l'éthérisation. Le but que nous poursuivons exige une condition en plus : c'est la réduction minima de l'espace nuisible. Notre appareil donc sera borné au strict indispensable pour assurer la circulation de l'air par la bouche et les narines.

2° EMMAGASINAGE DE L'AIR EXPIRÉ. — a) *Usage du ballonnet en caoutchouc.* — L'usage du ballonnet en caoutchouc est assurément le moyen le plus commode pour recueillir et conserver les gaz expirés et c'est celui que nous avons adopté au début.

Cependant, nous n'avons pas tardé à reconnaître que la perte d'acide carbonique était notable après un séjour un peu prolongé. C'est ainsi qu'en vingt-quatre heures l'air expiré, conservé dans un ballon de dix litres, peut perdre à travers ses parois jusqu'à la moitié de sa teneur en acide carbonique.

Voici une expérience qui peut donner une idée de la rapidité avec laquelle CO^2 passe à travers la feuille anglaise de notre réservoir.

10 heures,	18 novembre	1912,	21°	3.5 %
12 »	»	»	21°	3.3 »
15 »	»	»	21°	2.9 »
18 »	»	»	21°	2.7 »
10 »	19 novembre	1912,	21°	1.85 »

Cependant, on peut comme le conseille WEISS, dans son traité de physique biologique, employer la vessie disséquée du cheval ou celle du porc, enduite d'huile de pétrole. Les parois en seraient, paraît-il, le meilleur agent souple comme pour s'opposer aux échanges gazeux.

b) *Usage de la pipette spéciale.* — Nous avons construit une pipette spéciale qui permet de recueillir le volume nécessaire à l'analyse, soit 100 cc. prélevé sur une moyenne de 15 à 20 expirations. Ce nouvel instrument est composé d'un ballon en verre A de

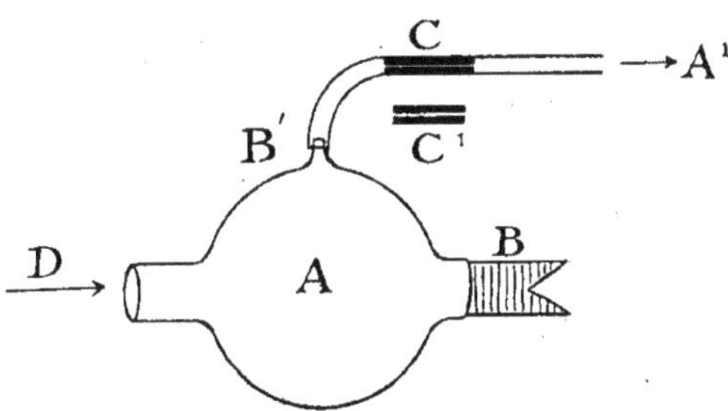

150 cc. environ. Il comporte une entrée D directement reliée au masque respiratoire, une première sortie en B, munie d'une soupape en caoutchouc permettant à l'air expiré de gagner l'air libre, une seconde sortie en B', qui est reliée par un tube en caoutchouc à l'analyseur. Un tube capillaire C ne laisse passer qu'une petite quantité à la fois l'air à analyser.

En supposant que l'air expiré arrive en A par D, une légère pression est produite dans le ballon grâce à la soupape B qui permet quand même à l'excès des gaz de sortir. Cette même pression est mise à profit par le tube B' qui prélève les 100 cc. nécessaires à l'analyseur. Des tubes capillaires C, C' de diamètres différents pourront régler le temps d'entrée par conséquent le nombre d'expirations utiles.

Cette méthode pourra seulement servir quand le patient sera devant l'analyseur.

§ 2. — ANALYSE DE L'AIR EXPIRÉ

A. Description de l'analyseur. — Le principe de notre appareil repose sur l'emploi d'une prise unique de gaz dont nous mesurons :

1° le volume total = A;

2° le volume après l'absorption du gaz carbonique par une lessive de potasse = B;

3° le volume enfin après absorption de l'oxygène par le pyrogallate de potasse = C.

On obtient ainsi :

$$CO^2 = A - B$$
$$O = B - C$$

Ces opérations se font dans un appareil unique.

Entrons dans les détails : l'appareil se compose essentiellement :

1° d'un appareil mesureur;

2° d'un appareil absorbant.

Le schéma suivant aidera à la démonstration :

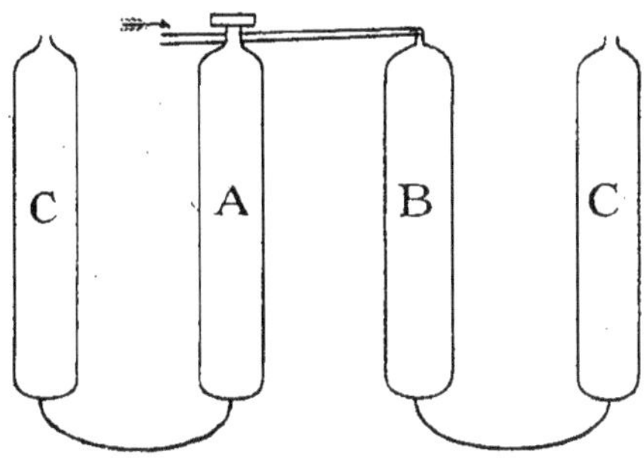

A Tube mesureur.

B Tube absorbant.

C. C. (C') Récipients contenant des liquides pouvant, par abaissement ou élévation, appeler ou chasser les gaz en A et B.

§ 1. *Détail du robinet.* — L'appareil comprend un seul robinet à plusieurs voies. Il est construit d'une façon spéciale permettant :

1° l'isolement du mesureur;

2° la communication du mesureur avec le gaz à absorber;

3° la communication du mesureur avec l'absorbeur à CO^2;

4° la communication du mesureur avec l'absorbeur à O.

Il se compose d'un robinet R en verre massif percé

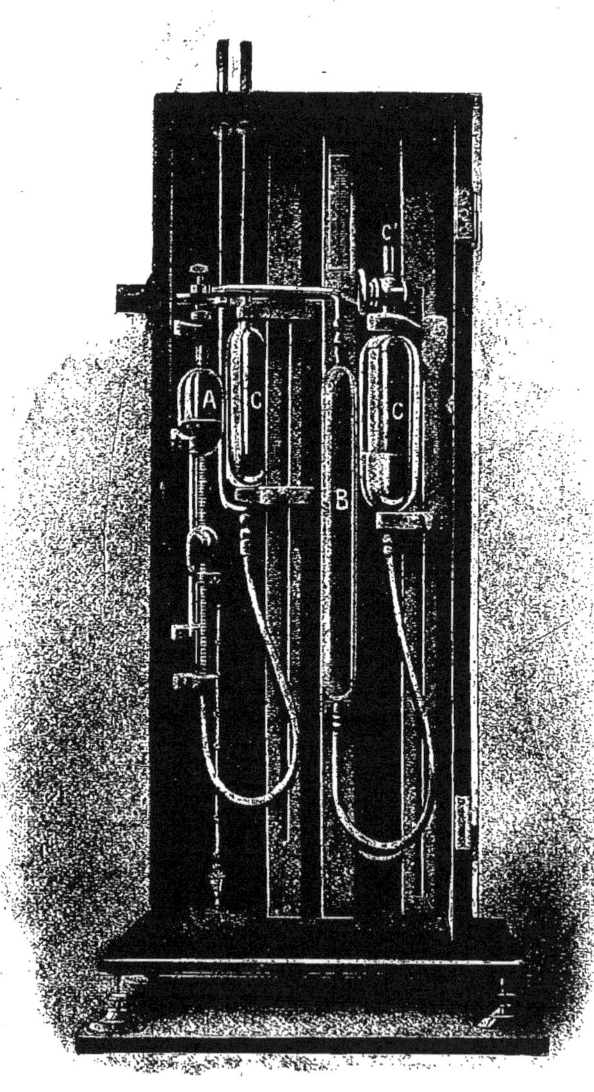

A
C
C'
C
B

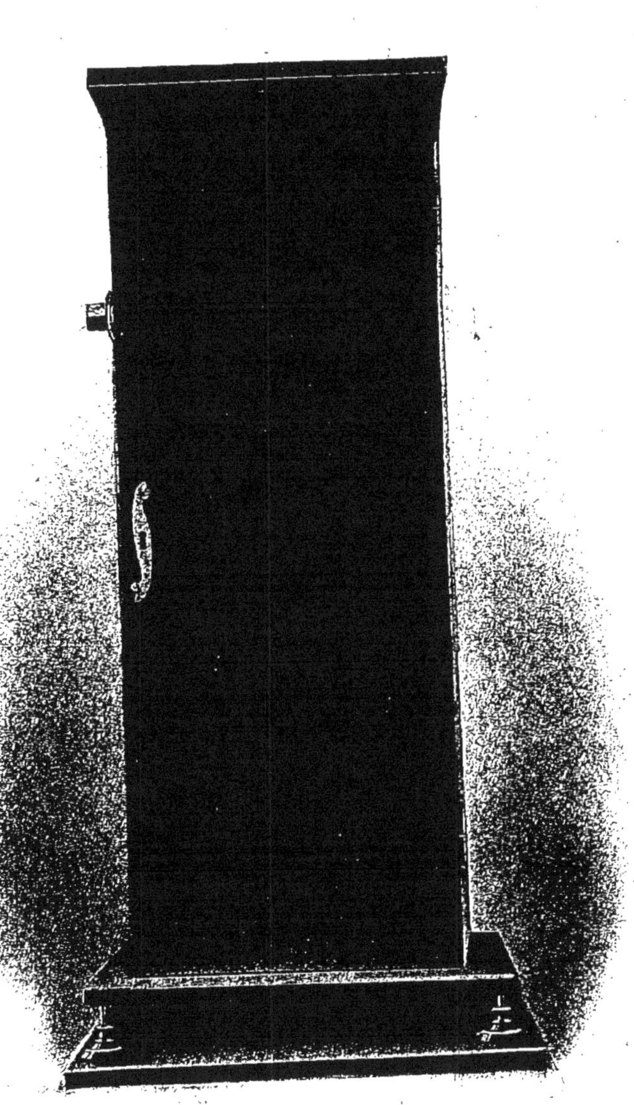

dans son épaisseur d'un canal coudé, comme il est indiqué dans la coupe de la figure, page 29.

Le boisseau, sur lequel il est rodé, se trouve dans le prolongement même du tube mesureur, et est percé de trois voies, indiquées dans le plan.

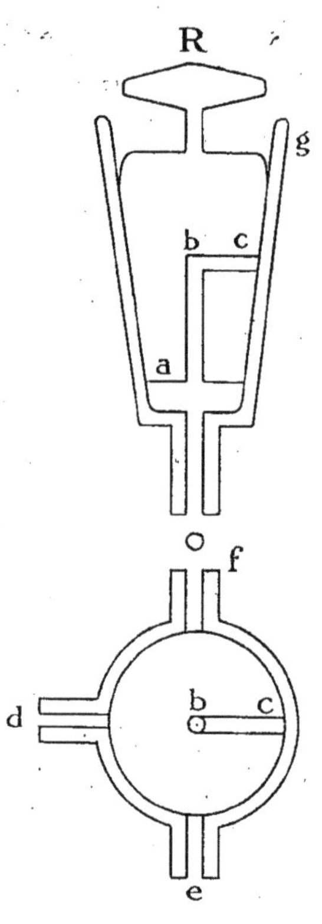

d mettant en communication avec l'air expiré.

e avec l'absorbeur à CO^2.

f avec l'absorbeur à O.

Dans la figure, le conduit *b-c* se trouve fermé et le gaz contenu dans le mesureur est isolé; mais on comprend pourtant que par une simple rotation, le robinet permette la communication du dit mesureur :

1° avec la provision de gaz expiré;

2° avec l'absorbeur à CO^2;

3° avec l'absorbeur à O.

Le boisseau a été prolongé au-dessus du robinet en *g*, de façon à obtenir une fermeture hydraulique, dès qu'on met un peu d'eau dans le rebord obtenu.

§ 2. *Détail du mesureur.* — Le mesureur a été construit de façon à contenir exactement 100 cc. entre le vide du robinet donné par la paroi du boisseau et un trait gravé à la partie inférieure. L'absorption des volumes de CO^2 et de O ne varie que dans des limites assez restreintes. Celle de CO^2 ne dépasse pas 5 cc. Celle de CO^2+O n'est jamais inférieure à 19 cc. et supérieure à 22 cc. Il est donc possible d'éviter une graduation générale; c'est seulement de 0 à 5 cc. et de 19 à 22 cc. que se trouve une graduation en 1/20 de cc.

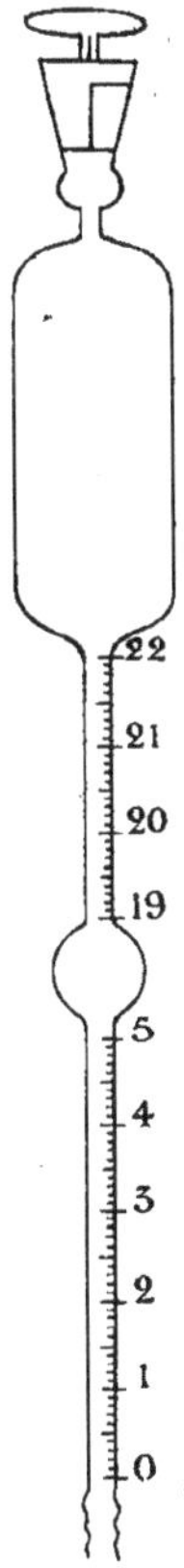

La tube C (voir figure p. 28) rempli d'eau et mobile communique avec le mesureur par un tuyau en caoutchouc. Son mouvement, de bas en haut ou de hau, en bas, permet de remplir le mesureur de gaz ou de l'expulser.

§ 3. *Détail des absorbeurs.* — L'absorption de CO^2 et O s'effectue dans deux tubes remplis de billes, imprégnées de liquide absorbant.

Le liquide est, pour absorber CO^2, une solution de potasse caustique. Liébig indique la densité de 1,27 comme convenant le mieux pour cette absorption. Nous avons reconnu dans notre cas qu'une solution de potasse caustique de 1,3 de densité convient parfaitement pour avoir une absorption rapide et complète. Nous employons la potasse caustique à l'alcool, dissoute dans de l'eau distillée. On décante la liqueur qui surnage.

Le liquide employé pour absorber O est, ici, une solution d'acide pyrogallique dans la potasse, utilisée dans ce but par un grand nombre d'auteurs. Ce mode d'absorption est généralement considéré comme paresseux et incomplet; du moins nous avons entendu ces objections dans la bouche d'un certain nombre de chimistes usant de ce réactif. Pour nous, au contraire, nous avons observé que l'absorption se trouve complète après peu de temps. Nous ne saurions dire si le résultat obtenu tient à la concentration de la solution ou à la disposition de la surface absorbante formée de billes, ou encore au dispositif que nous avons adopté pour que celles-ci soient constamment imprégnées de réactif neuf.

Ce dispositif consiste dans l'emploi de boules mobiles contenant la solution absorbante. Ces boules, ou réservoirs, ont un double emploi : élevées ou abaissées, elles servent d'abord à appeler dans les absorbeurs le gaz à analyser ou à le chasser. Elles renouvellent à chaque opération le réactif qui recouvre la surface des billes. L'absorption est donc constante et ne subit jamais de variation du fait de l'absorption préalable de CO^2.

Un perfectionnement pratique pour la conservation des solutions et pour éviter leur altération à l'air est de les recouvrir d'une couche d'huile de pétrole aux endroits où ils sont en contact avec l'atmosphère.

Quant à l'oxygène, nous l'absorbons, comme il est dit plus haut, par une solution de pyrogallate de potasse. Nous avons observé qu'un mélange fortement alcalin avait une puissance beaucoup plus grande et surtout plus rapide que la solution à 6 %, comme le conseillent généralement les traités de chimie.

Voici la méthode que nous employons pour arriver à obtenir un mélange à l'abri de l'air, c'est-à-dire en dehors de toute oxydation inutile. Sur un filtre placé dans un entonnoir et rempli d'acide pyrogallique, nous versons la quantité nécessaire d'eau distillée. Nous couvrons le filtratum obtenu dans le réservoir qui lui est destiné dans notre analyseur, d'une légère couche d'huile de pétrole, et nous projetons dans le soluté une certaine quantité de potasse caustique à l'alcool, en surveillant l'échauffement causé par l'hydratation.

Une nouvelle quantité d'acide pyrogallique comme de nouvelles portions de potasse renforcent la solution. Un peu d'habitude permet d'obtenir un mélange à puissance d'absorption très rapide et très grande. Cette préparation peut servir, en effet, pour un nombre indéfini d'analyses, si on a soin d'en entretenir la vigueur par le procédé ci-dessus.

B. Série des opérations a effectuer pour l'analyse. — α) *Mesure du volume du gaz à analyser* : Le gaz expiré est mis, au moyen d'un tube en caoutchouc, en communication avec le mesureur par l'intermédiaire du robinet R. Avant de relier le tube en caoutchouc de réservoir à gaz expiré on prend la précaution d'en chasser l'air par le gaz expiré lui-même. Le robinet R étant fermé et le mesureur plein d'eau, on abaisse le réservoir mobile C, puis on ouvre le robinet R qui permet à l'analyseur de se remplir de gaz expiré à analyser. On manœuvre le réservoir mobile de façon à ce que le niveau de l'eau dans ce dernier soit en dessous de la graduation O. A l'air libre et rapidement on porte ce niveau à la graduation O et l'on ferme R, ce qui permet d'avoir une prise exacte de 100 cc. à la pression atmosphérique.

β) *Absorption du gaz carbonique par la potasse* : L'absorbeur à potasse étant plein de la solution absorbante, la boule ou réservoir à potasse placée en bas de sa course de façon à produire l'aspiration, le réservoir C mis au point supérieur de sorte que le gaz du mesureur soit sous pression, on tourne le robinet R *b-c* dans la direction C. Le gaz du mesureur passe sous l'action de la potasse. On l'y laisse en contact pendant quelques minutes, puis en faisant avec les réservoirs la manœuvre inverse à celle indiquée ci-dessus, on ramène le gaz dans le mesureur.

Cette manœuvre est exécutée plusieurs fois jusqu'à ce que au moins deux opérations donnent le même chiffre au mesureur.

Une observation pratique est la suivante : les tubes qui partent du robinet pour aller dans les appareils à absorption ainsi que les canaux percés dans le corps même du robinet sont demi-capillaires, c'est-à-dire que leur volume est négligeable par rapport aux volumes de gaz employés.

Dans nos premiers appareils, nos tubes étaient chaque fois remplis de liquides absorbeurs de façon à respecter l'intégrité du volume des gaz mesurés. Nous avons été conduits à supprimer cette manœuvre délicate par l'usage des soupapes placées à la jonction des tubes abducteurs et des appareils à absorption. De cette façon une petite fraction de l'air échappe, il est vrai, à une première absorption; mais comme on procède toujours à une seconde et quelquefois à une troisième absorption, il ne se produit aucune erreur de ce fait.

δ) *Absorption du gaz oxygène par l'acide pyrogallique* : L'absorption de l'oxygène s'effectue par la répétition des mêmes opérations que nous venons de décrire pour l'acide carbonique. La seule différence est qu'il faut mettre le robinet R *b-c* dans la direction O (voir page 29).

ε) *Détail de la mesure des volumes de CO^2 et de O* : A la suite de ces absorptions, le gaz renvoyé dans le mesureur n'occupe plus 100 volumes. Après absorption de l'acide carbonique, il a perdu un volume qui varie de 1 à 4,5 cc. C'est ce volume qu'il s'agit de connaître exactement. A cet effet, à partir du centième centimètre cube, se trouve un graduateur en 1/20 de cc. Nous avons jugé que cette limite était suffisante pour les opérations cliniques.

Après l'absorption de O, il se produit une diminution de volume qui va de 16 à 20 cc. Pour connaître exactement ce volume, sans donner au tube gradué une longueur exagérée, celui-ci présente après les

5 cc. dont nous venons de parler un renflement correspondant à 10 cc. environ et une partie rétrécie correspondant à une absorption de 16.à 22 cc., laquelle, comme la première, se trouve graduée en 1/20 de cc.

La mesure des volumes exige préalablement que les gaz soient ramenés à la pression atmosphérique, ce qui s'obtient facilement en mettant sur un même plan horizontal le niveau dans le tube mesureur et celui dans le réservoir mobile C.

L'opération doit être rapide, quelques minutes seulement, la pression atmosphérique pouvant varier sensiblement.

La température doit également demeurer constante, il importe donc de placer le ballonnet contenant le gaz à expérimenter et l'appareil dans la même pièce; éviter le soleil, de toucher avec les mains ou de diriger l'haleine sur le mesureur.

Une pratique prolongée et les précautions prises dans la construction de l'appareil nous permettent de dire que ces conditions sont faciles à réaliser.

CHAPITRE III

SIGNIFICATION PHYSIOLOGIQUE DU CHIMISME RESPIRATOIRE
QUELQUES DÉTERMINATIONS

C'est au génie de LAVOISIER que nous devons de connaître la relation générale qui relie le chimisme respiratoire et la chaleur animale. En somme, l'animal qui respire est comparable à un morceau de charbon qui brûle dans l'oxygène.

Mais LAVOISIER et ses successeurs croyaient que cette réaction s'effectuait dans un point déterminé de l'économie et au dépens d'une matière définie, et pendant longtemps chimistes et physiologistes cherchèrent la substance qui se brûlait dans l'organisme et le lieu où s'effectuait cette combustion.

Aujourd'hui, si le sens général du phénomène reste conforme aux vues de LAVOISIER, le détail semble infiniment plus compliqué que ne le supposait cet illustre savant.

Ce n'est pas un bloc de houille, ni même un composé hydrocarboné qui brûle, mais l'animal lui-même, c'est-à-dire un ensemble anatomiquement et chimiquement complexe. Les êtres supérieurs sont des agrégats d'êtres élémentaires de fonctions et de constitution variées. Un terrassier qui travaille brûle ses muscles, un homme de cabinet, son cerveau. Cette combustion produit non seulement de l'acide carbonique, mais aussi de l'acide sulfurique, de l'acide phosphorique.

De plus l'oxydation n'atteint pas d'emblée son summum. Entre les matériaux à comburer et les produits ultimes de la combustion, s'intercalent un nombre considérable de termes, étapes intermédiaires.

L'absorption de l'oxygène et le dégagement d'acide carbonique par le poumon sont donc la résultante d'une infinité d'actes distincts qui ont pour théâtre les éléments anatomiques; c'est ce qu'on appelle actuellement la respiration des tissus. Chacune de ces respirations élémentaires étant elle-même toute une chaîne d'actes chimiques, dont nous ne percevons que le commencement et la fin.

Les lois du chimisme respiratoire ne sauraient donc être d'une grande simplicité. Il est clair que les coefficients d'un obèse ou ceux d'un diabétique, qui font en excès de la graisse ou du glucose, ne sont pas les mêmes que ceux d'un hectique qui brûle ses tissus. Mais c'est précisément par ce point que ces recherches intéressent la physiologie et la pathologie.

MESURE DU CHIMISME RESPIRATOIRE

QUOTIENT RESPIRATOIRE

La composition de l'air normal étant constante et connue, le problème consiste uniquement dans l'analyse chimique de l'air expiré. On détermine la proportion du gaz carbonique contenu et celle de l'oxygène, ou plus exactement la diminution de ce dernier par rapport à l'air normal. Ces déterminations se font en volumes et sont rapportées à 100.

On sait que, si l'on brûle du charbon dans l'oxygène, le volume total ne change pas ; chaque volume d'oxygène disparu étant remplacé par un égal volume d'acide carbonique produit :

$$\underset{}{C} + \underset{2\ \text{vol.}}{O^2} = \underset{2\ \text{vol.}}{CO^2}$$

On voit que si le chimisme respiratoire était une simple combustion de carbone, en appelant

CO^2 le volume % d'acide carbonique produit,

O le volume % d'oxygène disparu,

on devrait toujours avoir :

$$CO^2 = O$$

ou

$$CO^2/O = 1$$

Il n'en est pas ainsi : on a généralement :

$$CO^2 < O$$

ou

$$CO^2/O < 1$$

exceptionnellement,

$$CO^2 > O$$

$$CO^2/O > 1$$

Le rapport CO^2/O est dit *quotient respiratoire.*

Voici maintenant quelques déterminations effectuées avec notre appareil :

PHYSIOLOGIE

1° *Influence des respirations profondes* :

	CO^2	O	CO^2/O
P. C., 38 ans, respiration normale.	3.15	3.6	0.875
» » » » profonde.	3.8	3.9	0.987
» » » » normale.	3.55	3.	0.875
» » » » »	3.15	3.6	0.875
» » » » profonde.	3.85	3.9	0.987
» » » » »	3.85	3.9	0.987

On voit qu'en augmentant la surface de contact du gaz avec la muqueuse pulmonaire, les inspirations profondes augmentent CO^2 et O en valeur absolue CO^2 plus que O ; ce qui fait que le rapport CO^2/O se trouve généralement augmenté.

2° *Influences cycliques.* — L'homme est soumis dans les 24 heures à des conditions qui varient en se reproduisant chaque jour. Certaines de ces conditions paraissent de nature à influencer le quotient respiratoire, par exemple, l'état de veille ou de repos, l'exercice physique, le repas, le jeûne, etc. Il est donc à présumer que le chimisme respiratoire montrera des variations cycliques. Dans le but de les déterminer, nous avons pris un certain nombre de sujets dont nous avons suivi le quotient respiratoire des journées entières :

	CO^2	O	CO^2/O
a) 7 heures du matin	4	4.65	0.817
9 » » »	3.5	4.1	0.853
13 » » »	3.3	3.8	0.868
15 » » »	3	3.5	0.995
19 » » »	3.1	3.45	0.898
b) 7 » » »	4.1	4.45	0.931
10 » » »	4.05	4.4	0.920
12 » » »	3.15	2.95	1.067
15 » » »	4.1	4.5	0.911
19 » » »	4	4.35	0.919

L'existence des variations cycliques n'est pas douteuse; mais la loi de ces variations paraît différente suivant les sujets. Chez le premier, la proportion de CO^2 et O diminue régulièrement du matin au soir; chez le deuxième, cette diminution se fait à midi seulement. O diminue plus que CO^2, ce qui fait que le quotient respiratoire diminue lui-même. Il resterait à étudier l'influence des repas.

Quoi qu'il en soit, si l'on veut comparer des sujets différents, ou seulement suivre l'observation d'un sujet donné, il faudra adopter pour les expériences une période uniforme de la journée, par exemple le matin, avant ou après les repas, etc.

3° *Influence de l'âge.* — Il est à prévoir que l'âge doit aussi influer sur le chimisme respiratoire. Voici les coefficients fournis par un certain nombre de personnes diverses rangées par ordre d'âge :

	CO	O	CO^2/O
F. V., 9 ans	1.35	1.35	1.000
C. G.,	3.7	3.15	1.174
A. M., 19 ans	3.6	3.4	1.058
E. V., 19 ans	4.05	4.07	0.936
R. T., 28 ans	3.7	4.25	0.870
P. C., 28 ans	3.9	4.3	0.906
C.-J. V., 42 ans	2.2	2.6	0.758

Il semble que le coefficient respiratoire diminue avec l'âge.

PATHOLOGIE

4° *Phtisie pulmonaire.* — Les travaux du professeur A. Robin donnent une importance considérable au chimisme respiratoire dans la phtisie pulmonaire. « Il y a toujours exagération des échanges respiratoires ». Il entend par là qu'il y a :

augmentation dans la quantité de l'air expiré 60 %.;
» » l'acide carbonique 64 %;
» » l'oxygène consommé 70 %;
» » les quantités absolues.

... *Un premier fait : les phtisiques consomment plus d'oxygène et fabriquent plus d'acide carbonique par kilogramme de poids et par minute de temps que des individus sains ; cet accroissement est dû, tout entier, à la ventilation pulmonaire.*

Le deuxième fait consiste dans une augmentation de l'oxygène consommé par les tissus et ne servant pas à la formation de l'acide carbonique, mais bien à la formation de l'eau des hydratations et à l'évolution des matières azotées, ce qui aboutit à une diminution du quotient respiratoire.

Le troisième fait est la diminution de la capacité respiratoire ou mieux de l'expiration maxima qu'on la considère dans ses chiffres absolus ou par rapport aux centimètres de taille du sujet.

OBSERVATIONS	CO^2	O	CO^2/O
Salle St-Louis N° 10, St-Sauveur	2.85	2.09	0.980
» » N° 9, »	2.75	3.06	0.899
» » » »	3.06	3.08	0.992
Jeune fille, 12 ans, pâle	1.9	1.7	1.117
Dispensaire Roux			
Garçon, 18 ans, Bacilles	4.05	3.85	1.051
Garçon, 13 ans, ne crache pas ..	3.15	3.00	1.050
Garçon, 21 ans, maladie au début	3.25	3.00	0.984

5° *Diabète sucré* : Service du professeur Combemale.

	CO^2	O	CO^2/O
1er mai 1912, femme de 60 ans, 160 gr. de sucre.	2.6	2.8	0.918
2 » » 160 gr..	2.65	2.9	0.982
3 » » 170 gr..	2.65	2.85	0.919
5 » » 180 gr..	2.05	2.35	0.871
A. D. homme de 64 ans	3.45	4.65	0.741
5 nov. 1912 A. L., hom. de 62 ans	3.90	4.73	0.825

Ces mesures sont données à titre d'exemples seulement et comme application de notre appareil. Elles démontrent suffisamment l'intérêt que présentent ces déterminations en physiologie et en pathologie.

Assurément, les premiers résultats sont un peu confus. Les lois du chimisme respiratoire sont sans doute très compliquées; mais la Science doit venir à bout de les débrouiller. En tout cas, le rôle du constructeur est de fournir aux chercheurs un instrument commode et précis. C'est le but que nous nous sommes proposés dans ce travail.

LILLE. — IMPRIMERIE LE BIGOT FRÈRES, RUE NICOLAS-LEBLANC, 25.

41

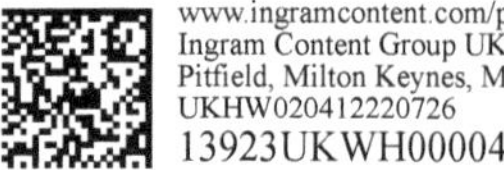

www.ingramcontent.com/pod-product-compliance
Ingram Content Group UK Ltd.
Pitfield, Milton Keynes, MK11 3LW, UK
UKHW020412220726
13923UKWH00004B/1892

9 782019 667894